BEI GRIN MACHT SICH IHR WISSEN BEZAHLT

- Wir veröffentlichen Ihre Hausarbeit, Bachelor- und Masterarbeit

- Ihr eigenes eBook und Buch - weltweit in allen wichtigen Shops

- Verdienen Sie an jedem Verkauf

Jetzt bei www.GRIN.com hochladen und kostenlos publizieren

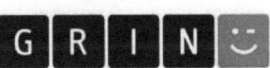

CAD/CAM in der digitalen Zahnheilkunde

Hendryk Beuermann

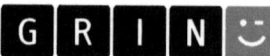

Bibliografische Information der Deutschen Nationalbibliothek:

Die Deutsche Nationalbibliothek verzeichnet diese Publikation in der Deutschen Nationalbibliografie; detaillierte bibliografische Daten sind im Internet über http://dnb.d-nb.de abrufbar.

ISBN: 9783346763488
Dieses Buch ist auch als E-Book erhältlich.

Druck und Bindung: Books on Demand GmbH, Norderstedt Germany
Gedruckt auf säurefreiem Papier aus verantwortungsvollen Quellen

Das vorliegende Werk wurde sorgfältig erarbeitet. Dennoch übernehmen Autoren und Verlag für die Richtigkeit von Angaben, Hinweisen, Links und Ratschlägen sowie eventuelle Druckfehler keine Haftung.

Das Buch bei GRIN: https://www.grin.com/document/1297104

FOM Hochschule für Oekonomie & Management

Standort: Frankfurt am Main

Berufsbegleitender Studiengang Business Administration

2. Semester

Seminararbeit im Modul Wissenschaftliches Arbeiten

Thema: CAD/CAM in der digitalen Zahnheilkunde:
eine Bestandsaufnahme

Autor: Hendryk Beuermann

Abgabedatum: 29.06.2022.

Inhaltsverzeichnis

Abbildungsverzeichnis

Tabellenverzeichnis

Abkürzungsverzeichnis

CAD	Computer-Aided Design
CAM	Computer-Aided Manufacturing
NEM	Nichtedelmetall
CNC	Computerized Numerical Control
3D	dreidimensional

1. Einleitung

Seit langer Zeit hat der technologische Fortschritt die Verbesserung der modernen Welt geprägt. Angefangen mit der Industrierevolution konnten sich auch Erfindungen in der Zahnheilkunde, wie die der 1850 entwickelten Zahnpasta etablieren und dauerhaft durchsetzen. Weitere Meilensteine ließen nicht lange auf sich warten. Zu Beginn des 20. Jahrhunderts wurde die edelmetallfreie Legierung entwickelt, die man hauptsächlich zur Kronen- und Brückentechnik nutzte. 1985 folgte dann das erste CAD/CAM-System, mit dem erstmals eine Zahnkrone maschinell gefertigt werden konnte.[1] CAD/CAM steht für „Computer Aided Design" und „Computer Aided Manufacturing", welches die computergestützte Berechnung von 3D-Restaurationen ermöglichte. Nach dem softwaregestützten Designen einer Krone war es nun möglich, Objekte aus Blöcken oder Ronden zu fräsen. Ursprünglich sollten dafür Metalle verarbeitet werden. Diese wurden jedoch schnell durch zahnfarbene Keramiken abgelöst. Heutzutage werden die Werkstoffe der Zirkoniumdioxide gewählt, da diese guten Eigenschaften hinsichtlich der Härte und Ästhetik bieten. CAD/CAM-Systeme haben sich mittlerweile etabliert und zählen in vielen Dentallaboren und Zahnarztpraxen zum Stand der Technik. Diese Entwicklung hat zu einem „digitalen Workflow" geführt, der eine automatische und computergestützte Produktion ermöglicht und im besten Falle ein handwerkliches Eingreifen – also die manuelle Herstellung von Abdrücken oder Gipsmodellen – überflüssig macht.[2]

In dieser Arbeit wird die CAD/CAM-Produktion in zahnmedizinischen Unternehmen von den klassisch produzierenden zahnmedizinischen Unternehmen unterschieden. Dafür werden die drei gängigsten Möglichkeiten aufgezeigt, die es ermöglichen, heutzutage zahntechnische Kronen und Brücken herzustellen. Anschließend werden diese in drei Aspekten miteinander verglichen. Zuletzt wird geklärt, wie konkurrenzfähig die klassische Produktion noch gegenüber dem modernen CAD/CAM-Verfahren ist.

„Im Interesse der Lesbarkeit haben wir auf geschlechtsbezogene Formulierungen verzichtet. Selbstverständlich sind immer Frauen und Männer gemeint, auch wenn explizit nur eines der Geschlechter angesprochen wird."
1 Vgl. Pike, L. M., 100+ Years of Wrought Alloy Development at Haynes International, 2014, pp. 14
2 Vgl. Hartmann M., Stampf J., Additive Fertigung in der digitalen Zahnheilkunde, 2019, S. 141

2. Die Herstellungsverfahren dentaler Kronen- und Brückenrestaurationen

Im folgenden Kapitel werden die Möglichkeiten vorgestellt, die für eine erfolgreiche Herstellung von Kronen- und Brückenrestaurationen angewendet werden können. Die drei konkurrierenden Herstellungsverfahren existieren am Markt und werden im weiteren Verlauf näher erläutert.

2.1 Das klassische Verfahren

Die Basis beim klassischen Verfahren stellt eine in der Zahnarztpraxis genommene Abformung dar. Diese ist eine Negativform, welche wiederum zu einem Gips-(Positiv-)Modell verarbeitet werden kann und die Grundlage für das sogenannte Wachsausschmelzverfahren darstellt.[3] Beim Wachsausschmelzverfahren wird eine am Zahnbogen angepasste und von Hand auf das Gipsmodell aufgewachste Restauration in eine hitzebeständige, flüssige Einbettmasse eingebettet. Nach dem Aushärten der Einbettmasse wird diese erhitzt und somit das Wachs ausgebrannt. Dadurch entsteht im Inneren der nun steinharten Form (Muffel) ein Hohlraum. Später wird in diesen Hohlraum, der jetzt die Negativform des Werkstückes darstellt, unter hohem Druck eine zähflüssig erhitzte Materialmasse gepresst. Für diesen Prozess kommen von der Industrie speziell gefertigte Metall- oder Keramikrohlinge zum Einsatz, die unter Druck und Hitze eine Umformung bewirken. Das Endprodukt ist eine Restauration, die nun von der Einbettmasse befreit, angepasst und finalisiert werden kann.[4]

2.2 Die Chair-Side-Produktion in der Zahnarztpraxis

Chair Side bedeutet übersetzt: ´am Behandlungsstuhl´ und beschreibt die Fertigung von Restaurationen in der Zahnarztpraxis. Eine Option dentale Restaurationen im Chair- Side-Prozess zu fertigen ist die 1985 von Prof. Prof. Werner Mörmann in Zusammenarbeit mit der Firma Sirona entwickelte Methode. Diese zeigt, wie es möglich ist, aus drei Komponenten eine vor Ort gefertigte Restauration zu fräsen. Zum Set gehören: eine   interorale Kamera zur Erfassung der Gebisssituation im Mund der Patienten; ein Computer inklusive Design-Software zum Beurteilen der Scans und Designen der Restaura-tion sowie eine CAM-Fräseinheit zur anschließenden vollautomatischen Fräsung der Restaurationen.[5]

---

3 Vgl. https://www.zahniportal.de/fileadmin/images/content/pages/zahniportal.de/_imported/fileadmin/mediensammlung/partner/heraeus/Alginat_Leitfaden.pdf, Zugriff am 22.05.2022
4 Vgl. Kern, M., Beuer, F., Frankenberger, R., Kohal, R.J., Kunzelmann, K.H., Mehl, A., Pospiech, P., Reiss, B., Vollkeramik auf einen Blick, 2015
5 Vgl. Kollmuß, M.- M., Übereinstimmung von CAD/CAM-rekonstruierten und natürlichen Zahnoberflächen im Hinblick auf okklusale Morphologie, 2016, S. 10

Sirona nennt seine Systemreihe Cerec (Chairside Economical Restoration of Esthetic Ceramics oder CEramic REConstruction) und brachte 2019 unter dem Namen Cerec Primescan AC und Cerec Primemill ein weiteres System auf den Markt. Die Cerec Primescan stellt dabei die Interoralkamera und die Cerec Primemill das Fräsgerät dar.[6] Das Cerec System erlaubt dem Benutzer unterschiedliche Materialien zu verarbeiten, wie zum Beispiel: Keramiken, Zirkonoxide oder Kunststoffe, ohne die Leistungen von einem externen Dentallabor in Anspruch nehmen zu müssen.[7]

2.3 Die CAD/CAM-Produktion im Dentallabor

Eine weitere Möglichkeit zur Fertigung dentaler Restaurationen ist die CAD/CAM-Produktion im örtlichen Dentallabor. Hier dient das Gipsmodell als Arbeitsgrundlage, das aus einer Abformung direkt aus der Zahnarztpraxis stammt.[8] Verschiedene Arten von Scannern wie Laser- oder Streifenlicht-Scanner digitalisieren ein aus der Abformung entstandenes Gipsmodell und stellen mit einer entsprechenden Software einen 3D-Datensatz her. Dieser Datensatz kann in verschiedensten CAM-Maschinen genutzt werden, um unterschiedliche Materialien wie Keramiken, Metalle oder Kunststoffe zu verarbeiten. Das Dentallabor bietet einen größeren Umfang an umsetzbaren Materialien, Restaurationsgrößen und Verarbeitungsmethoden als es die Chair-Side-Produktion kann. Darüber hinaus besitzt das Dentallabor zusätzlich die Infrastruktur einer direkt auf das Material angepassten Nachbearbeitung, Individualisierung und weiteren Verbesserung.[9]

Dieses Kapitel bildet den Grundstein für das vorgestellte Forschungsthema. Die weiteren damit zusammenhängenden Aspekte und die Rolle von CAD/CAM in der digitalen Zahnheilkunde folgen in den nächsten Kapiteln.

3. Die Betrachtung der digitalen Produktion im Hinblick auf ihre Wirtschaftlichkeit

Die Zahnheilkunde ist mit der Entwicklung des digitalen Workflows zu einem Stadium gelangt, welches uns erlaubt, zeitlich effizient, computergestützt und digital zu arbeiten.

---

6 Vgl. Skramstad, M.-J., Willkommen Cerec Primescan AC, 2019, S. 69
7 Vgl. https://assets.dentsplysirona.com/flagship/en/explore/cerec/documents/CER-Document-tool-table-CE-REC-Primemill-CEREC-SW-5-2-3-de.pdf, Zugriff am 20.05.2022
8 Vgl. https://www.zahniportal.de/fileadmin/images/content/pages/zahniportal.de/_imported/fileadmin/mediensammlung/partner/heraeus/Alginat_Leitfaden.pdf, Zugriff am 19.05.2022
9 Vgl. Kollmuß, M.- M., Übereinstimmung von CAD/CAM-rekonstruierten und natürlichen Zahnoberflächen im Hinblick auf okklusale Morphologie, 2016, S. 11

Die dargestellten Erkenntnisse rufen die Frage auf, wo die wirtschaftlichen Vorteile digitaler CAD/CAM-Systeme liegen. Können Unternehmen sich diesem digitalen Fortschritt auf Dauer entziehen? Um eine Antwort auf diese Fragen zu geben, müssen wir zunächst einmal einen Blick auf die Kosten der Digitalisierung werfen und aufzeigen, woraus sich diese zusammensetzen und ab welchem Punkt es sich wirtschaftlich lohnt, zu investieren:

3.1 Die Chair-Side-Kosten im Vergleich zur klassischen Produktion

Laut Prof. Dr. Johannes Georg Bischoff ist für die Erstausstattung einer zahnärztlichen Praxis mit digitalen Geräten der Firma Sirona (Cerec) „[je] nach Gründungsform ... zwischen 318.000€ und 528.000€."[10] zu kalkulieren. Hinzu muss der Schulungsbedarf für das Personal mitberechnet werden, und eine gewisse Angst vor dem Neuen ist anfangs ebenfalls ein nicht unerheblicher Faktor.[11]

Die hohen Einstiegskosten sollen sich laut Prof. Dr. Johannes Georg Bischoff ab der sechseinhalbsten, erfolgreich eingesetzten Restauration pro Monat amortisieren.[12]

Mögliche Gründe dafür sind, dass der digitale Workflow bei routinierter Anwendung zu reduziertem Zeiteinsatz pro Arbeitsgang führen kann:

Tabelle 1: Estimated time for the designing and manufacturing of orbital prosthesis through digital workflow.

Procedures	Estimated Time (hours)	Procedures	Estimated Time (hours)
Facial topography mapping	1 h	Data acquisition	
Digital design and printing of mold	26 h	Fabrication of prosthesis	5 h

---

10 Vgl. Bisschoff, J., G., CAD/CAM-Investitionsentscheidung im Rahmen der Praxisgründung, 2018, S.

1. 11 **Vgl. Baresel, I., Durchblick im Dschungel der Intraoralscanner, 2019, o.S.**

12 Vgl. Bisschoff, J., G., CAD/CAM-Investitionsentscheidung im Rahmen der Praxisgründung, 2018, S.

Procedures	Estimated Time (hours)	Procedures	Estimated Time (hours)
Manufacturing of prosthesis	17 h	Finishing and delivery	
Finishing and delivery	2 h	Digital design and fabrication	13.5 h
Total time	46 h		18.5 h

Source: Tanveer, W., Ridwan-Pramana, A., Molinero-Mourelle, P., Koolstra, J. H., Forouzanfar, T., 2021, pp. 17 [13]

Es besteht also die Möglichkeit, pro Behandlung mehr Leistung bei gleichem Zeitaufwand zu erzielen.

Weitere Vorteile sind indirekter Art. Zum Beispiel entfällt der Einsatz von Abformlöffeln und Materialien, die portioniert, verarbeitet, desinfiziert und ins Labor gesendet werden müssten. Das spart Versandkosten, und die digitalen Daten können gesichert und elektronisch übermittelt werden.[14] Außerdem werden keine Gipsmodelle mehr benötigt. Die notwendige Lagerung erübrigt sich dadurch ebenfalls. Der dafür nötige Platz kann gewinnbringend genutzt werden oder wird gar nicht erst angemietet. Digitale Abformungen lassen sich auf einem Bildschirm schneller und präziser beurteilen sowie gezielter ausbessern. Dadurch reduzieren sich zusätzliche Termine für Ärzte und Patienten, die durch Fehlabformungen entstehen könnten. Darüber hinaus können Daten beliebig oft versendet werden, so dass Datensätze aus der Vergangenheit leichter reproduziert, ggf. dupliziert und versendet werden können.[15] Auch können durch die Händler einige Finanzierungsanreize angeboten werden. Steuerliche Besonderheiten würden die Finanzierung in medizinischen Fragen unterstützen und bei Rücksprache mit den Steuerberatern monetäre Vorteile bringen.[16]

13 Tanveer, W., Ridwan-Pramana, A., Molinero-Mourelle, P., Koolstra, J. H., Forouzanfar, T., Systematic review of clinical applications of cad/cam technology for craniofacial implants placement and manufacturing of nasal prostheses, 2021, pp. 17
14 See Mangano, F., Margiani, B., Admakin, O., A Novel Full-Digital Protocol (SCAN-PLAN-MAKE-DONE®) for the Design and Fabrication of Implant-Supported Monolithic Translucent Zirconia Crowns Cemented on Customized Hybrid Abutments: A Retrospective Clinical Study on 25 Patients, 2019, pp. 2
15 See Ferrini, F., Sannino, G., Chiola, C., Capparé, P., Gastaldi, G., & Gherlone, E. F.: Influence of intra-oral scanner (IOS) on the marginal accuracy of CAD/CAM single crowns, 2019, pp. 2
16 Vgl. Bischoff, J. G., CAD/CAM-Investitionsentscheidung im Rahmen der Praxisgründung, 2018, o.S.

3.2 Ein Kostenvergleich zwischen Dentallabor und der klassischen Produktion

Für die digitale Ausstattung eines Dentallabors sind ähnlich wie beim Chair-Side- Workflow drei Komponenten notwendig: ein Scanner zum Digitalisieren der Situation, ein Computer inklusive einer Software zum Konstruieren der Restauration und eine Fräsmaschine für die anschließende Fertigung.

Für einen Laborscanner sind hohe vierstellige Kosten zu veranschlagen. Hinzu kommen jährliche mittlere dreistellige Kosten für die Nutzung der Software.[17]

Optional ist es möglich ,inhouse' zu produzieren, das heißt eine eigene CAM-Fräs- Maschine zu kaufen. Solch eine Fräsmaschine bietet der Hersteller Vhf an. Die Ausgaben belaufen sich laut Sven Marquart (Head of Sales Vhf) für ein Basismodell auf „preislich unter 50.000 Euro."[18] Auch hier muss man eine gewisse Skepsis vor dem Neuen und der bevorstehende Schulungsbedarf des Personals hinzurechnen. Zusätzlich üben Zahnärzte und Zahntechniker im Ausland einen Preisdruck aus, der vielen deutschen Dentallaboren keine Wahl lässt, als verstärkt wirtschaftlicher zu agieren.[19]

Da es für die Dentallabore viele Optionen gibt, aus Herstellern, Materialien und Indikationen zu wählen sowie die Möglichkeit Drittanbieter zu beauftragen, die die Fertigung übernehmen, lässt sich schwer eine Aussage treffen, ab welcher Restaurationszahl sich ein CAD/CAM- System in der Anschaffung wirtschaftlich lohnt. Das muss im Einzelfall kalkuliert und entschieden werden.

Ein Beispiel solch einer Berechnung stellt der Erfahrungsbericht von Zahntechnikermeisterin Jacqueline Riebschläger und Zahntechnikerin Nadine Schön 2015 zusammengefasst in 2 Tabellen dar.

---

17 https://m-p.dental/wp-content/uploads/2021/04/Preisliste_D_3Shape_Dental_System_g-ltig-ab-01.09.2020.pdf, Zugriff am 28.05.2022
18 https://henryschein-mag.de/fraesmaschinen/n4plus-s5-vhf-fraesmaschinen-vergleich/, Zugriff am 17.05.2022
19 Vgl.https://5dent.com/de/ueber-uns/zahnklinik-in-ungarn/?gclid=CjwKCAjws8yUBhA1EiwAi_tpEX0H1QpL5ebGBk5GXAWDmngOfi2yWHB88T-3iHqjL0fB0nILEiAqWxoCCXEQAvD_BwE, Zugriff am 16.05.2022

Zeit- und Kostenermittlung für ein NEM-Gerüst/-Käppchen: traditionelle Arbeitsweise						
Prozessschritte	1 Gesamtzeit in min	2 Lohnkosten in €	3 Gemeink.- Satz in %	4 Gemeink. in €	5 Mat.Kosten in €	6 Selbstkosten in €
	1.)	2.)	3.)	2x3=4	4.)	2+4=5
1. Distanzlack und Isolierung auftragen	2,50	0,75	1,25	0,93	0,00	1,68
2. Wachs tauchen	2,00	0,60	1,25	0,75	0,00	1,35
3. Modellieren	9,00	2,70	1,25	3,36	0,00	6,06
4. Gußvorbereitung	6,00	1,80	1,25	2,24	0,00	4,04
5. Einbetten	7,00	2,10	1,25	2,61	0,00	4,71
6. Muffel entformen, in Ofen stellen	2,00	0,60	1,25	0,75	0,00	1,35
7. NEM gießen	7,00	2,10	1,25	2,63	0,00	4,73
8. Ausbetten/Abstrahlen	7,00	2,10	1,25	2,61	0,00	4,71
9. Abtrennen/Aufpassen/Ausarbeiten	15,00	4,50	1,25	5,60	0,00	10,10
SUMME	57,50	17,25		21,49		38,74

Zeit- und Kostenermittlung für ein NEM-Gerüst/-Käppchen: CAD im Labor/CAM outgesourct						
Prozessschritte	1 Gesamtzeit in min	2 Lohnkosten in €	3 Gemeink.- Satz in %	4 Gemeink. in €	5 Mat.Kosten in €	6 Selbstkosten in €
	1.)	2.)	3.)	2x3=4	4.)	2+4=5
1 Stumpf scannen	2,00	0,60	1,25	0,75	0,00	1,35
2 Am Bildschirm konstruieren	4,00	1,20	1,25	1,49	0,00	2,69
3. Per E-Mail wegschicken	1,00	0,30	1,25	0,37		0,67
4. Outsorcing ins Fräszentrum						27,00
5. Versand (in Gemeinkosten enthalten)					0,00	
6. Aufpassen/Ausarbeiten	3,00	0,90	1,25	1,12	0,00	2,02
SUMME	10,00	3,00		3,74		33,74

Abbildung 1 Zeit- und Kostenermittlung für ein NEM -Gerüst/-Käppchen: traditionelle Arbeitsweise (Tab. 1)
Zeit- und Kostenermittlung für ein NEM-Gerüst/-Käppchen: CAD im Labor/CAM outgesourct (Tab. 2).

Quelle: Riebschläger,J.,Schön,N.,2015,S.2[20]

In den Tabellen wird folgendes Ergebnis sichtbar, dass „... realistisch ... eine echte Zeiteinsparung von 30 bis 40 Prozent [erscheint]. Die Selbstkosten sinken von 38,74 EUR auf 33,74 EUR, das heißt um 5 EUR (13 Prozent) pro Gerüst. Durch Einsatz einer eigenen CAM-Maschine und bessere Technologiebeherrschung sind wahrscheinlich nochmals 20 Prozent Kostensenkung realistisch.“[21] Nach einer solchen Investition stellt sich häufig ein typisch fallender Zeitaufwand pro 'Gerüst' ein, welches mit einer Restauration vergleichbar ist. Betriebswirtschaftlich gesehen führt das zu Kostensenkungen, die bei entsprechend angepassten Preisen zu einer Erhöhung des Gewinns führen können. Das Labor gewinnt zusätzlich neue digitale Möglichkeiten und somit an Attraktivität für neue Kunden sowie Mitarbeiter. Zu erwarten sind positive Effekte hinsichtlich Effizienz, Fertigungsorganisation und Zufriedenheit der Mitarbeiter. Die digitale Fertigung spart zudem, ähnlich den Bedingungen für das Chair-Side-Konzept, Lagerplatz für

---

2. 20 Vgl. Riebschläger, J., Schön, N., Die digitale Zahntechnik, 2015, o.S.

21 Riebschläger, J., Schön, N., Die digitale Zahntechnik, 2015, o.S.

Gipsmodelle und weiterer Verarbeitungsmaterialien sowie Zeit Hinsicht der Arbeitsorganisation, Fertigung und Transportkosten.[22]

In diesem Kapitel erfolgte die Betrachtung der Wirtschaftlichkeit der Produktion dentaler Kronen- und Brückenrestaurationen. Der ökonomische Erfolg ist insofern von Bedeutung, als dass Dentallabore und Zahnärzte Wirtschaftsunternehmen sind, die nach Gewinn streben und genauso wie diese Unternehmen ebenfalls unter Konkurrenz stehen.

4. Die Betrachtung der digitalen Produktion im Hinblick auf ihre Präzision

„Man schätzt, dass ca. fünf bis sieben Prozent der deutschen Zahnärzte einen Intraoral-scanner benutzen. Diese geringe Zahl hat einige Gründe. Der größte Irrtum liegt darin, dass noch immer Zweifel an der Genauigkeit von digitalen Abformungen herrschen."[23] Können digitale Technologien den bestehenden Präzisionsstandard beibehalten und somit die Zufriedenheit der Kunden halten?

Ein wesentlicher Aspekt dieser Betrachtung fällt der Beurteilung des Randspalts zu, der zwischen der Zahnhartsubstanz und der Kronen- oder Brückenrestauration besteht. Dieser stellt einen grundlegenden Faktor zur Beurteilung der Qualität von Restaurationen dar. Die Präzision der Randgenauigkeit ist von immenser Bedeutung und muss beachtet und kontrolliert werden. Die Folgen einer Randabweichung hätten verschiedene negative Konsequenzen wie Zahnempfindlichkeit, Parodontitis, Sekundärkaries, bis hin zum Verlust der Restauration oder des Zahnes selbst. Weiterhin kann es zu einem Verlust des Befestigungsmaterials kommen, umgangssprachlich als 'Zahnzement' bezeichnet. Dieses Befestigungsmaterial stellt die Verbindung zwischen der Zahnhartsubstanz und der Krone dar. Im schlimmsten Fall kommt es zur Dezementierung, das heißt zum vollständigen Lösen der Restauration vom natürlichen Ankerzahn.[24]

Bisher gibt es keine festgeschriebenen Richtlinien für eine maximale Randabweichung. Es gibt jedoch unter mehreren Autoren den Konsens, die von McLean und von Fraunhofer 1971 aufgestellten Werte als Standard zu definieren. Sie haben in ihren Studien herausgefunden, dass bei fertigen Kronen ein maximaler Randspalt von 120 µm vertretbar ist. Diese Erkenntnisse

---

22 https://henryschein-mag.de/cad-cam-zahntechnik/, Zugriff am 29.05.2022
23 Baresel, I., Durchblick im Dschungel der Intraoralscanner, 2019, o.S.
24 See Bindl, A., Mormann, W.H.: Marginal and internal fit of all-ceramic CAD/CAM crown-copings on chamfer preparations, 2005, pp. 443

basieren auf Studien, die insgesamt über einen Forschungszeitraum von fünf Jahren durchgeführt wurden und die Untersuchung von 1000 Restaurationen umfassten.[25]

4.1 Die Präzision der Chair-Side-Interoralscanner

Die Interoralkamera Cerec Primescan von der Firma Sirona erstellt laut Hersteller „qualitativ hochwertige Aufnahmen von natürlichen Zähnen und Präparationen sowie anderer Materialien, die in der Zahnheilkunde häufig zum Einsatz kommen".[26]

Die Cerec Primescan liegt in einem Präzisionsbereich mit einer Randspaltabweichung von 78,34 ± 34,79 µm für den Oberkiefer und 78,45 ± 42,77 µm für den Unterkiefer.[27]

Die Cerec Primescan zeigt genaue Ergebnisse. Allerdings können das viele weitere Hersteller und Systeme ebenfalls anbieten. Eine Untersuchung der Deutschen Gesellschaft für Digitale Orale Abformung (DGDOA) untersuchte 29 Scanner auf ihre Präzision. Das Ergebnis zeigte, „...dass beinahe alle am Markt verfügbaren Scanner über eine ausreichende Genauigkeit zur Versorgung von einzelner sowie größerer Restaurationen haben."[28]

4.2 Die Präzision der Scanner im Dentallabor

Die Arbeitsgrundlage im Dentallabor kann auf mehreren Wegen erstellt werden. Eine Möglichkeit ist das direkte Empfangen der digitalen Mundscans aus der Zahnarztpraxis, also aus dem Chair-Side-Prozess, via Internet oder Datenträger. Eine andere stellt das Empfangen von manuell in der Praxis genommenen Abdrücken und deren anschließende fachgerechte Verarbeitung zu Gipsmodellen dar. Letzteres Verfahren und Ausgangspunkt der weiteren Untersuchung unterscheidet sich nur dadurch, dass ein weiterer Scanner zur Digitalisierung benötigt wird. Hier gibt es mehrere Modelle und Hersteller auf dem Markt. Eins davon ist der im Jahre 2020 erschienene E4-Scanner der Firma 3Shape.[29]

In Sachen Genauigkeit kann dieser Scanner laut Hersteller mit einer Präzision von 4 µm arbeiten.[30]

---

25 See Ferrini, F., Sannino, G., Chiola, C., Capparé, P., Gastaldi, G., & Gherlone, E. F.: Influence of intra-oral scanner (IOS) on the marginal accuracy of CAD/CAM single crowns, 2019, pp. 2

3. 26 **Völcker, A., Primescan: einfach, genau, hygienisch sicher, 2020, o. S.**

27 See Cao Y, Chen JK, Deng KH, 2020, pp. 134
28 Vgl. Baresel, I., Durchblick im Dschungel der Intraoralscanner, 2019, o.S.
29 See 3Shape, 3Shape ResellerHandbook 1.0, DoingBusiness with 3Shape, S. 5
30 See 3Shape, 3Shape Dental SystemProduct Catalog Version 21.1, 3Shape Dental System Product Catalog, S. 3

Dabei ist zu beachten, dass sich aus der Art der Bedienung eines Scanners verschiedene Vorteile gegenüber den Mundscans ergeben können: es sind eine definierte freie Lage der Modelle im Raum, ein Einzelscan pro Kiefer sowie mehrere Einfallswinkel und Rotationen pro Modell, weniger Verunreinigung der Zähne bzw. die vollständige Eliminierung von spiegelnden Objekten, wie Metallen oder Speichel, möglich.[31]

Dieses Kapitel schließt die Bearbeitung der drei wesentlichen Grundpfeiler zur Beantwortung der Forschungsfragen ab. Es folgt ein letztes Kapitel, welches die weiteren zusammenhängenden Aspekte von CAD/CAM in der digitalen Zahnheilkunde abrunden und über die Trends zum Fazit führen soll.

5. Die Betrachtung der digitalen Produktion im Hinblick auf die umweltbezogene Nachhaltigkeit

Inwieweit kann die CAD/CAM-Technologie den Trend zur Nachhaltigkeit bei zahntechnischen Produkten unterstützen?

Klimawandel ist der menschengemachte Eingriff in die Natur mit Folgen für die gesamte Welt. Er ist geprägt durch Veränderung der Umwelt hinsichtlich der Artenvielfalt, der Qualität des Wassers, der Luft, der Erde und der Temperatur. Die weltweite Durchschnittstemperatur war zum Beispiel 2020 um 1,2°C höher als zu Beginn des Industriezeitalters (im Referenzzeitraum von 1850 bis 1900).

Erscheinungen wie Überschwemmungen, Dürreperioden, Brände, Hitzewellen, Stürme und Kältewellen sind nur einige Beispiele, wie sich der Klimawandel äußern kann.

Die dadurch entstandenen Schäden können zu wirtschaftlichen und gesundheitlichen Schäden beim Menschen führen. Der Münchner Rückversicherer - Munich Re zum Beispiel - bilanzierte gemeinsam mit der Europäischen Umweltbehörde, dass allein in der Europäischen Union bis 2019 ein wirtschaftlicher Schaden von 446 Milliarden Euro und 79.825 Todesopfer auf diese Ereignisse zurückzuführen seien.

Weitere Folgen in deren Verlauf sind die Unfruchtbarkeit von Böden, steigende Meeresspiegel, das Aussterben von Pflanzen- und Tierarten, das Versalzen von Trinkwasser, die Ausdehnung von Wüsten und das Häufen von Wetterextremen. Es droht die Entstehung eines unbewohnbaren Planeten und damit das Aussterben allen Lebens. Umweltbezogene Nachhaltigkeit ist und

---

31 Vgl. Kern, M.: Ist die digitale Abformung wirklich präzise?. Digitalisierung-Jahrbuch Digitale Dentale Technologien 2013, S.7

bleibt dadurch ein immer wichtiger werdendes Thema, nicht nur auf Grund der Tatsache, dass die Auswirkungen des Klimawandels jetzt schon zu belegen sind. Die Nachhaltigkeit wird auch von der Zahnmedizin nachweislich beeinflusst.

Die Zahnmedizin unterscheidet sich von anderen Bereichen des Gesundheitssystems dadurch, dass über fünfzig Prozent der Luftverschmutzung durch Mobilität entstehen.

Dies ist ein mehr als vierfach höherer Anteil als in anderen medizinischen Branchen und beinhaltet vor allem Fahrten von Patienten zur zahnmedizinischen Behandlung. Straßenverkehr beeinflusst die Luftqualität, und jährlich werden viele Tonnen Abgase allein durch solch ein höheres Verkehrsaufkommen produziert. Die Praxis kann dem allerdings entgegenwirken und zum Beispiel zahnärztliche Termine und damit Fahrten reduzieren. Ein Weg dahin ist, intraoral erhobene Daten zu nutzen.

Diese können vor Ort gefertigt oder, wie im Kapitel 3.1 beschrieben, verkehrsfrei elektronisch übermittelt werden. Des Weiteren gilt es, Doppelanfertigungen von Restaurationen zu vermeiden. Präzisere Restaurationen (Kapitel 4.1, 4.2), bessere Möglichkeiten fehlerbehaftete Abformungen zu erkennen (Kapitel 2.2) und das Vermeiden des Transports von unnötig vielen Materialien (Kapitel 3.1, 3.2) tragen ihren Teil dazu bei, die Umwelt zu entlasten.

Würden einige Zahnärzte darüber hinaus von dem Fakt wissen, dass in den zahntechnischen Laboren heutzutage viele klassisch erzeugte Gipsmodelle noch einmal digitalisiert und anschließend weiterverarbeitet werden, würden einige diesen Schritt auslassen und die Datenerfassung direkt im Mund durchführen.[32]

Bis zu diesem Punkt der Forschungsarbeit wurden einige Aspekte von CAD/CAM und weitere Bezugsfragen erörtert. Diese Kapitel beschreiben drei wichtige Eckpfeiler in der Herstellung zahnmedizinischer Produkte, wenn die Produktion von dentalen Kronen- und Brückenrestaurationen in den Fokus genommen wird. Bevor eine Gesamtbilanz gezogen werden kann, muss noch einmal die Entwicklung der Forschung innerhalb der Zahnmedizin betrachtet werden.

6. Trends

Nach der Entwicklung des CAD/CAM-Verfahrens, welches eine charakteristisch subtraktive Fertigung ist, wurden viele Materialien und neue Wege gesucht, um die Produktion mit

---

32 Vgl. Traidl-Hoffmann, C., Schulz, C., Herrmann, M., Simon, B. (Hrsg.): Planetary Health: Klima, Umwelt und Gesundheit im Anthropozän, 2021, S. 7-22

CAD/CAM-Systemen zu verbessern und weiterzuentwickeln. Eine von drei dieser Errungenschaften ist die erfolgreiche Kombination aus CAD/CAM und der Zahnimplantation. Zahnimplantate erfreuen sich steigender Beliebtheit und bieten in Kombination mit CAD/CAM effiziente und innovative Versorgungsmöglichkeiten.[33]

Für solche Zwecke sind auch neue Materialien mit speziellen Eigenschaften gefragt. Hier gilt es, den Ansprüchen der Patienten an Ästhetik und denen der Zahnärzte an Stabilität und Biokompatibilität gerecht zu werden. Der zweite Trend ist die stetige Weiterentwicklung von Glaskeramiken, die auch in Sachen Zahnimplantate und in neuen Anwendungsgebieten zugelassen werden. Der Wunsch der Patienten nach zahnfarbenen Restaurationen und der Bedarf am klinischen Langzeiterfolg hat in diesem Segment zu einer Vielfalt an verfügbaren Materialien geführt.[34]

Neben der Versorgung mit Zahnimplantaten und den modernen Materialien gibt es den Trend zur additiven Fertigung. Dieser Trend stellt die Kombination aus computergestütztem Design (CAD) und dem additiven Auftragen von Material, dem 3D-Druck, zu größeren 3D-Restaurationen dar. Das Verfahren hat das Potenzial, eine Vielzahl an Konstruktionen wie Schienen oder Prothesen gewinnbringend zu erstellen. Da dieser Trend momentan auf mehr Materialien angewiesen ist als verfügbar sind, bleibt zu be-obachten, wie er sich in den nächsten Jahren weiterentwickeln wird. Durch die Vermeidung von Fräsabfällen wird das Drucken dennoch seinen Beitrag zur wirtschaftlichen und umweltbezogenen Nachhaltigkeit leisten können.[35]

7. Fazit

Diese Arbeit beschäftigt sich mit der Forschungsfrage, inwiefern sich die CAD/CAM- Produktion dentaler Kronen- und Brückenrestaurationen in zahnmedizinischen Unternehmen von den klassisch produzierenden zahnmedizinischen Unternehmen unterscheidet und inwieweit die klassische Produktion noch konkurrenzfähig ist. Dabei war das Ziel, die drei gängigsten Wege zur Herstellung zahnmedizinischer Restaurationen aufzuzeigen und in drei Aspekten miteinander zu vergleichen. Somit konnten unterschiedliche Herstellungsmethoden hinsichtlich ihrer Vor- und Nachteile eingeordnet werden.

Aus meiner Sicht ergibt sich im Hinblick auf die wirtschaftliche Betrachtung der digitalen Systeme im Vergleich zu den klassischen Verfahren folgende Beobachtung:

---

33 Vgl. Graf, T., Mielke, J., Brandt, S., Stimmelmayr, M., Gueth, J. F., 2021, S. 15
34 See Brameshuber, W., Reinforced glass ceramic - State of the art and technology, pp. 11
35 See Sardon, H., Long, T., Le Ferrand, H., 2022, pp. 1983-1985

Ein wirtschaftlicher Vorteil im Chair-Side-Prozess ist klar erkennbar. Für Dentallabore besteht die Notwendigkeit der Digitalisierung. Das liegt in der Konkurrenz der deutschen Dentallabore zu den ausländisch produzierenden Firmen begründet. Beide Herstellungsverfahren erfordern hohe Anfangsinvestitionen und Umgewöhnungs- sowie Umschulungsprozesse des Personals. Sind die Entscheidungsträger allerdings willens diese Investition zu tätigen, ist eine rentablere Produktion möglich. Der Fortschritt der Digitalisierung ergibt sich in der Folge daraus, dass nicht nur für die Mitarbeiter und Kunden neue Möglichkeiten zur Zusammenarbeit entstehen, sondern auch viele laufende Kosten minimiert werden können. Gewünschte wirtschaftliche Effekte können sich einstellen, die eine effizientere und schnellere Produktion ermöglichen. Patienten benötigen weniger Termine, und niedrigere Lager- und Transportkosten können verzeichnet werden. Werden also Labore, die sich diese Anschaffung nicht leisten können, zwangsweise vom Markt verdrängt? Kleinere Labore haben meist eine rückläufige Tendenz. Dies zeigt die seit 2012 zumeist regressive Geschäfts Entwicklung in vielen zahntechnischen Klein- und Kleinstbetrieben. Das liegt vor allem daran, dass das Hauptgeschäft mit Kronen und Brücken tendenziell rückgängig ist. Jedoch liegen Chancen gerade in den neuen Technologien, wie dem 3D-Druck. Sinkende Preise beim 3D-Druck sind mittlerweile auch für kleine Labore erschwinglich, die somit kostengünstig, schnell und materialsparend zahntechnische Produkte wie Kronen und Brücken, Schienen, Modelle oder Löffel produzieren zu können.[36]

In puncto Genauigkeit lässt sich feststellen, dass in der Literatur keine eindeutig definierten Werte und Maßstäbe gibt, die Präzision definieren. Viele Vertreter halten jedoch 120 µm Randspalt bei Kronen- und Brückenrestaurationen für angemessen. Beide digitale Systeme zeigen mit Beispielwerten von 78,35 ± 34,79 µm für den Oberkiefer und 78,45 ± 42,77 µm für den Unterkiefer für interorale Abformungen und 4 µm im Dentallaborscan, dass die Grundlagen einer präzisen und erfolgreichen digitalen Fertigung ein akzeptables Level erreicht hat und somit eine präzise Fertigung dentaler Restaurationen möglich ist. Sowohl durch Chair Side als auch von Dentallaboren sind mit diesen Produkten präzise Arbeitsgrundlagen für ein erfolgreiches Designen und Fertigen von zahnmedizinischen Restaurationen gegeben.

Abschließend bleibt die Betrachtung der umweltbezogenen Nachhaltigkeit. Hier kann festgestellt werden, dass der Großteil der von dieser Branche verursachten Schadstoffe dem praxisbezogenen Autoverkehr zuzuordnen ist. Im Speziellen können die digitalen Systeme in der Zahnarztpraxis allerdings einen wichtigen Beitrag zur Reduzierung der Schadstoffe leisten. In

---

36 Vgl. Rebmann,B., Heinzmann,V., Leonhar,E., ATLAS DENTAL Die Märkte Europas /// Strukturen, Herausforderungen und Szenarien, 2019, S. 49

der digitalen Datenverarbeitung kann das mittels präziserer dentaler Restaurationen, Früher-
kennung von fehlerbehafteten Abformungen und der Reduzierung von Transportwegen unnö-
tiger Materialien sichergestellt werden.

Bezüglich der Forschungsfrage kann festgestellt werden, dass die CAD/CAM-Systeme in allen
drei untersuchten Disziplinen klare Vorteile gegenüber der klassischen Produktion dentaler
Kronen- und Brückenrestaurationen haben. Somit ist die klassische Produktion im modernen
Zeitalter nicht mehr konkurrenzfähig. Es überwiegt dennoch viel zu oft eine gewisse Skepsis
vor der Neuerung und der damit verbundenen Umstellung auf moderne Produktionsweisen.

Meiner Meinung nach werden die Entwicklung neuer Verfahren, die Entdeckung neuer Materialien und der Stand der Technik weiter voranschreiten und eine neue Generation digital be-
geisterter Zahnärzte und Besitzer von Dentallaboren heranwachsen, und die klassische Produktion wird weiter in den Hintergrund geraten. Viele gute Argumente zum Wohl der Gemein-
schaft, für den Umweltschutz, für die Wirtschaftlichkeit und die Präzision sprechen dafür.

8. Literaturverzeichnis

3Shape, 3Shape ResellerHandbook 1.0, DoingBusiness with 3Shape, gedruckt am 13.01.2021

3Shape, 3Shape Dental SystemProduct Catalog Version 21.1, 3Shape Dental System Product Catalog Last revised, March 1st 2021, gedruckt am 01.03.2021

Bindl, A., Mörmann, W. H.: Marginal and internal fit of all-ceramic CAD/CAM crown-copings on chamfer preparations, in: Journal of oral rehabilitation, 32(6) (2005), pp. 441-447

Bisschoff, J., G.: CAD/CAM-Investitionsentscheidung im Rahmen der Praxisgründung, in: ZMK, Juli/August 2018, Ausgabe 7-8, Jg. 34, S.1

Bisschoff, J., G.: CAD/CAM-Investitionsentscheidung im Rahmen der Praxisgründung, in: ZMK, Juli/August 2018, Ausgabe 7-8, Jg. 34, S.3-5

Brameshuber, W.: textile reinforced concrete-state-of-the-art report of RILEM TC 201-TRC, Vol. 36, RILEM publications. Bagneux France, 2006

Cao, Y., Chen, J. K., Deng, K. H., Wang, Y., Sun, Y. C., Zhao, Y. J.: Accuracy of three intraoral scans for primary impressions of edentulous jaws, in: Beijing da xue xue bao. Yi xue ban= Journal of Peking University. Health Sciences, 2020, 52(1), pp 129-137

Ferrini, F. Sannino, G., Chiola, C., Capparé, P., Gastaldi, G., & Gherlone, E. F.: Influence of intra-oral scanner (IOS) on the marginal accuracy of CAD/CAM single crowns, in: IJERPH, 2019, 16(4), 544. pp 1-9

Graf, T., Mielke, J., Brandt, S., Stimmelmayr, M., Gueth, J. F.: CAD/CAM-supported single-tooth restorations on implants: What is possible, reasonable, and efficient? An overview, IMPLANTOLOGIE, 29(3), pp 285-299

Hartmann, M., & Stampfl, J. Additive Fertigung in der digitalen Zahnheilkunde, in: BHM Berg-und Hüttenmännische Monatshefte, 164(3), S. 141-146

Kern, M.: Ist die digitale Abformung wirklich präzise? Digitalisierung-Jahrbuch Digitale Dentale Technologien, Ettlingen, 2013

Kern, M., Beuer, F., Frankenberger, R., Kohal, R.J., Kunzelmann, K.H., Mehl, A., Pospiech, P., Reiss, B.: Vollkeramik auf einen Blick, Ettlingen, 2015

Kollmuß, M.- M.: Übereinstimmung von CAD/CAM-rekonstruierten und natürlichen Zahnoberflächen im Hinblick auf okklusale Morphologie, Okklusion und Ästhetik, München, 2016

Mangano, F., Margiani, B., Admakin, O.: A Novel Full-Digital Protocol (SCAN-PLAN-MAKE-DONE®) for the Design and Fabrication of Implant-Supported Monolithic

Translucent Zirconia Crowns Cemented on Customized Hybrid Abutments: A Retrospective Clinical Study on 25 Patients, in: IJERPH, 2022, Vol. 19 (5), pp 1-20

Pike, L. M.: 100+ Years of Wrought Alloy Development at Haynes International, in: 8th International Symposium on Superalloy 718 and Derivatives, 2014, pp 14

Rebmann,B., Heinzmann,V., Leonhar,E., ATLAS DENTAL Die Märkte Europas /// Strukturen, Herausforderungen und Szenarien, Berlin, 2019

Sardon, H., Long, T., Le Ferrand, H.: Sustainable Additive Manufacturing of Plastics, in: ACS Sustainable Chemistry & Engineering, 2022, 10(6), pp 1983-1985

Schönberger, J.: In-vitro Untersuchungen zur Passgenauigkeit CAD/CAM-gefertigter Zirkonoxidbrücken, München, 2018

Schulz, C. M., Simon, B.: Anthropozän – Die Überschreitung planetarer Grenzen, in: Traidl-Hoffmann, C., Schulz, C., Herrmann, M., Simon, B. (Hrsg.), Planetary Health: Klima, Umwelt und Gesundheit im Anthropozän, 2021, S.7-22

Skramstad, M.J.: Willkommen Cerec Primescan AC, in: International Journal of Computerized Dentistry, 2019, 22(1), S.69-78

Tanveer, W., Ridwan-Pramana, A., Molinero-Mourelle, P., Koolstra, J. H., Forouzanfar, T.: Systematic review of clinical applications of cad/cam technology for craniofacial implants placement and manufacturing of nasal prostheses, in: IJERPH, 2021, 18(7), 3756, pp 1-22

9. Internetquellen

Baresel, I.: Durchblick im Dschungel der Intraoralscanner, https://www.zmk-aktuell.de/fachgebiete/allgemeine-zahnheilkunde/story/durchblick-im-dschungel-der-intraoralscanner__7148.html [Zugriff 2022-05-23]

Bischoff, J. G., CAD/CAM-Investitionsentscheidung im Rahmen der Praxisgründung, https://www.bischoffundpartner.de/zmk-7-8-2018-cad-cam-investitionsentscheidung-im-rahmen-der-praxisgruendung.pdfx [Zugriff am 2022-05-26]

https://5dent.com/de/ueber-uns/zahnklinik-in-ugarn/?gclid=CjwAKCAjws8yUBhA1EiwAi_tpEX0H1QpL5ebGBk5GXAWDmngOfi2yWHB88T-3iHqjL0fB0nILEiAqWxoC-CXEQAvD_BwE [Zugriff am 16.05.2022]

https://assets.dentsplysirona.com/flagship/en/explore/cerec/documents/CER-Document-tooltable-CEREC-Primemill-CEREC-SW-5-2-3-de.pdf [Zugriff am 20.05.2022]

https://henryschein-mag.de/fraesmaschinen/n4plus-s5-vhf-fraesmaschinen-vergleich/ [Zugriff am 17.05.2022]

https://m-p.dental/wp-content/uploads/2021/04/Preisliste_D_3Shape_Dental_System_g-ltig-ab-01.09.2020.pdf [Zugriff am 28.05.2022]

https://www.zahniportal.de/fileadmin/images/content/pages/zahniportal.de/_imported/fileadmin/mediensammlung/partner/heraeus/Alginat_Leitfaden.pdf [Zugriff am 22.05.2022]

Riebschläger, J., Schön, N.: <Die digitale Zahntechnik, https://www.ztm-aktuell.de/management/laborfuehrung/story/die-digitale-zahntechnik__2497.html> [Zugriff am 2022-05-28]

Völcker, A., Primescan: einfach, genau, hygienisch sicher, https://frag-pip.de/produktreports/primescan-einfach-genau-hygienisch-sicher/ [Zugriff am 01.06.2022]

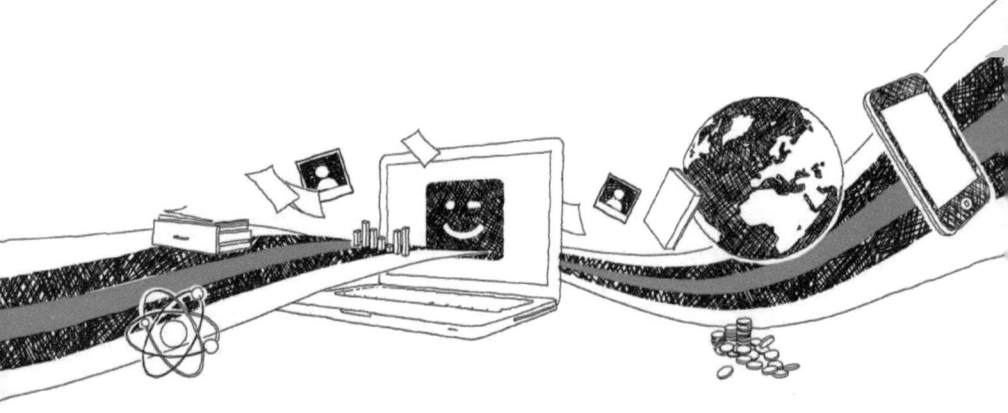
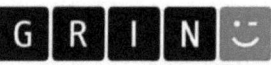